DU
PANSEMENT ASEPTIQUE

IODOFORMÉ

DANS

LE TRAITEMENT DES FRACTURES COMPLIQUÉES

PAR

VICTOR ROSSI

DOCTEUR EN MÉDECINE

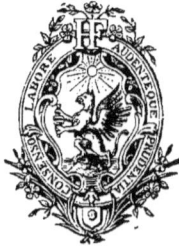

MONTPELLIER
IMPRIMERIE CENTRALE DU MIDI
(HAMELIN FRÈRES)
—
1886

DU
PANSEMENT ASEPTIQUE

IODOFORMÉ

DANS

LE TRAITEMENT DES FRACTURES COMPLIQUÉES

PAR

VICTOR ROSSI

DOCTEUR EN MÉDECINE

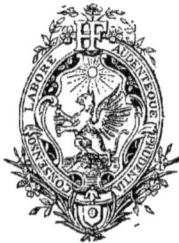

MONTPELLIER
IMPRIMERIE CENTRALE DU MIDI
(HAMELIN FRÈRES)
—
|1886

A MON PÈRE LE DOCTEUR ROSSI BEY

OFFICIER DE LA LÉGION D'HONNEUR
COMMANDEUR DE L'ORDRE DES SAINTS-MAURICE-ET-LAZARE
CHEVALIER DE LA CROIX D'ITALIE

A MES FRÈRES ET A MES SŒURS

V. ROSSI.

A MON COUSIN J. CASTELBOLOGNESI

Témoignage d'affection.

A MES PARENTS ET A MES AMIS

V. ROSSI.

A MON PRÉSIDENT DE THESE

MONSIEUR LE PROFESSEUR TÉDENAT

A MES JUGES

A MES MAITRES

DES FACULTÉS DE PARIS ET DE MONTPELLIER

V. ROSSI.

1

A MONSIEUR LE DOCTEUR GORDON

BIBLIOTHÉCAIRE DE LA FACULTÉ

V. ROSSI.

INTRODUCTION

Depuis les grandes découvertes de la chirurgie contemporaine, le traitement et par suite le pronostic des fractures compliquées ont subi des modifications considérables. Que de blessés, surtout dans les hôpitaux et les ambulances, ont succombé à la suite de traumatismes quelquefois peu graves en eux-mêmes ! Que de membres ont dû être amputés dans le but de prévenir ou de combattre les accidents infectieux, si redoutables à la suite d'une articulation ouverte, d'une fracture exposée !

Avec la méthode antiseptique de Lister, non-seulement le blessé est sauvé, mais il conserve son membre: c'est un des plus beaux succès de la chirurgie conservatrice.

Le principe est connu, mais les modes d'application présentent encore de nombreuses difficultés importantes à résoudre. Nous avons des antiseptiques puissants, tels que l'acide phénique, l'iodoforme, etc.; mais comment doit-on s'en servir pour obtenir les meilleurs résultats? Comment doit-on les appliquer? Est-il indifférent d'y avoir recours immédiatement après la blessure pour prévenir l'infection, ou à une époque plus ou moins éloignée pour combattre les accidents réalisés? L'action du chirurgien est bien plus grande dans les premiers cas que dans les derniers. Ainsi que M. le professeur Tédenat n'a cessé de nous le démontrer, les antiseptiques sont plus puissants

pour empêcher le développement des germes bactériens que pour détruire les bactéries une fois formées ; l'asepsie est plus puissante que
l'antisepsie.

Ce précepte, applicable aux plaies en général, offre dans les fractures ouvertes une importance toute particulière. Les pansements de
Lister les mieux faits auront une faible action sur des fusées puru-
lentes ou le sphacèle d'un membre une fois commencé ; ce qu'il importe avant tout, c'est d'intervenir le plus vite possible au moment
de l'accident et d'empêcher, par un pansement méthodique, l'arrivée
des germes de l'air au foyer de la fracture.

Trois cas suivis de succès, que nous avons eu l'occasion d'observer
dans le service de M. le professeur Tédenat, nous ont convaincu de
l'importance de cette méthode. Le mode de traitement mis en pratique
présente des points nouveaux qui intéressent le praticien, qu'il soit
médecin ou chirurgien : la chirurgie conservatrice, en effet, par les
réels services qu'elle rend, ne saurait être ignorée de personne.

Appelé à exercer la médecine dans un pays chaud, où les miasmes
les plus variés, répandus dans l'atmosphère, nécessitent pour le traitement des blessés l'hygiène et l'antisepsie la plus rigoureuse, nous
avons suivi avec intérêt les diverses phases par lesquelles ont passé
nos trois malades. C'est le résultat de nos observations cliniques et
de nos recherches que nous présentons aujourd'hui comme thèse inaugurale.

Après une étude rapide des fractures compliquées ou fractures ouvertes, les lésions et leur mécanisme étant bien définis, bien connus,
nous passerons successivement en revue les divers moyens employés
pour leur traitement. Nous pourrons alors montrer ce qu'offre de particulier le mode de pansement à l'iodoforme que nous avons vu mettre
en pratique avec succès à la clinique chirurgicale. Les trois faits que
nous présenterons tout au long viendront à l'appui de notre démons-

tration et nous permettront de tirer des conclusions pratiques qui nous serviront dans l'avenir.

Nous offrons ce modeste travail à l'appréciation bienveillante de nos Juges, espérant qu'ils voudront bien tenir compte de nos efforts et ne pas être trop sévères pour notre inexpérience.

Qu'il nous soit permis d'adresser, en tête de ces quelques pages, nos plus sincères remerciements à tous nos Maîtres de la Faculté de Montpellier, dont la bienveillante indulgence nous a puissamment aidé à mener à bonne fin nos études médicales. Nous sommes tout particulièrement reconnaissant à M. le professeur Tédenat, qui a bien voulu accepter la présidence de notre thèse et dont les conseils éclairés ont tant contribué à l'accomplissement de notre tâche.

DU

PANSEMENT ASEPTIQUE

IODOFORMÉ

DANS

LE TRAITEMENT DES FRACTURES COMPLIQUÉES

CHAPITRE PREMIER

FRACTURES COMPLIQUÉES

Avant de parler du traitement des fractures comminutives compliquées, quelques considérations générales sont utiles pour bien limi-
ter notre sujet et indiquer les mécanismes des complications avec les
modes de guérison.

Sous la dénomination générale de complications des fractures, on
peut faire entrer tous les accidents locaux ou généraux qui s'ajoutent
à la solution de continuité de l'os, tels que contusion des tissus, épan-
chements sanguins, esquilles, hémorrhagie, etc., et viennent mettre
obstacle à la guérison. Une fracture est compliquée, dit Follin (1),

_____

(1) Follin, *Traité de pathologie externe*, t. II.

toutes les fois qu'elle s'accompagne d'accidents généraux ou de désordres locaux de nature à aggraver la lésion principale, à retarder ou à compromettre la consolidation, à nécessiter un traitement spécial.

Les chirurgiens anglais réservent au contraire cette dénomination aux fractures avec plaies des parties molles, aux fractures ouvertes, comme ils les désignent encore, et considèrent toute autre complication comme un épiphénomène ou comme une coïncidence.

C'est dans ce dernier sens que nous le comprenons nous-même. Ce qui complique surtout les fractures, ce n'est pas la contusion, l'hémorrhagie, les esquilles, mais bien les solutions de continuité des tissus et des téguments qui font communiquer les foyers avec l'air extérieur : le grand ennemi, c'est l'air extérieur avec les micro-organismes qu'il contient.

Nous appliquerons donc plus particulièrement le nom de fractures compliquées à celles dont le foyer est mis en communication avec l'air extérieur par une plaie des téguments. Nous avons ainsi toute une classe de fractures pleines d'intérêt au point de vue de la marche qu'elles suivent, des accidents qui les traversent, des indications que leur traitement réclame.

Presque toujours, la solution de continuité qui ouvre la fracture est produite au moment de l'accident: ainsi une plaie, une rupture, une déchirure, une rupture qui intéresse les téguments. Dans quelques cas plus rares, ceux-ci fortement contus se sphacèlent, une eschare se forme et s'élimine à une époque éloignée de l'accident, établissant alors tardivement une communication avec l'extérieur, transformant une fracture ordinaire en une fracture compliquée.

Deux modes de production différents existent dans les premiers cas, la rupture des téguments se faisant tantôt de dehors en dedans, quand le corps vulnérant déchire, coupe tout ce qui se présente à lui; ou bien de dedans en dehors, les fragments venant perforer la peau.

Ces plaies offrent, au point de vue de leur étendue, de leur forme et de leur direction, d'importantes différences. Une plaie par arme à feu est étroite, petite, sans contusion profonde des bords, sans épanchement considérable ; c'est un trajet fistuleux qui a peu de tendance à se réparer et persiste longtemps, donnant issue au pus et aux débris osseux. Elle peut renfermer des corps étrangers, tels que débris de vêtement.

Produite par l'issue des fragments, la plaie est habituellement étendue, irrégulière, largement ouverte, avec de véritables déchirures.

Des extravasats sanguins plus ou moins abondants se font au foyer de la fracture et proviennent des vaisseaux de l'os lui-même, et notamment de la moelle, puis des parties molles, du périoste, muscles, tissu cellulaire, atteints par le traumatisme.

« Les fractures compliquées, dit M. Marchand (1), peuvent se présenter dans un état de simplicité relative, ou constituer une des lésions les plus graves qui se puissent rencontrer. Non-seulement les parties molles sont plus ou moins largement dilacérées, soit par la cause vulnérante, soit par les fragments osseux ; mais des organes importants, comme les nerfs et les vaisseaux, peuvent être intéressés. Des indications thérapeutiques surgissent alors.

Le squelette peut être brisé simplement ou broyé comminutivement ; des déplacements, des issues d'os difficiles à réduire et à contenir, peuvent exister également. Des articulations importantes (genou, coude-pied) sont fréquemment ouvertes. Le traumatisme articulaire s'est effectué directement au point fracturé, épiphyses ; ou bien, au contraire, la communication se fait par une voie détournée : des fissures partant du foyer de la fracture peuvent en s'irradiant arriver jusque dans une cavité articulaire. Notons enfin que, de toutes les fractures compliquées, les plus graves sont celles que produisent les projectiles mus par la poudre.

Au niveau du point frappé par le projectile, le squelette est presque toujours brisé en de nombreux fragments, de volume très-variable ; et de là partent en divergeant, pour s'arrêter à des distances variables,

_____

(1) *Pathologie chirurgicale des fractures*, par M. Marchand, *Dict. encycl. des sciences médicales*. Paris, 1879.

2

des fissures dont les unes, superficielles, ne dépassent pas la couche compacte, mais dont bon nombre pénètrent jusque dans le canal médullaire.

Des foyers de contusion, dont les uns assez volumineux, d'autres presque microscopiques, ecchymosent la moelle et le tissu spongieux, préparent ainsi ces accidents inflammatoires, d'une gravité exceptionnelle, que cause l'ostéomyélite aiguë.

Les diverses modalités anatomiques des fractures compliquées influencent beaucoup leur marche et même la nature du travail qui préside à leur réparation. Quelques-uns, en effet, guérissent comme le font les fractures simples. Sous l'influence de soins bien ordonnés ou d'une disposition très-favorable des parties molles, la plaie se ferme avec rapidité, se cicatrise par première intention ; dès lors, les phénomènes qui se passent au niveau de l'os ne différent plus de ceux d'une fracture ordinaire. Le cal se formera suivant le même mode ; tout au plus, la prolifération ayant été plus active au début, celui-ci restera-t-il plus volumineux ? L'observation indique la voie à suivre dans le traitement de ces traumatismes ; elle montre, de plus, la cause des différences que présente le processus formateur.

L'exposition du foyer traumatique, telle est la grande différence qui existe entre les fractures dites simples par opposition et les fractures compliquées. Si accidentellement le foyer de la fracture, par suite de la chute d'une eschare profonde, par exemple, a été ouvert, les phénomènes qu'il offrira ne différeront plus ultérieurement de ceux d'une fracture primitivement exposée.

Pour les cas relativement bénins, dans les jours qui suivent l'accident, survient un gonflement inflammatoire toujours plus considérable que dans les fractures simples. Un état fébrile assez marqué se montre également ; mais, dans les cas les plus bénins, comme ceux que nous avons particulièrement en vue, il cède assez rapidement, en même temps que le gonflement diminue et que se montre la suppuration.

Les parties molles présentent les caractères qu'offrent les plaies ordinaires : recouvertes d'un exsudat jaunâtre, de mauvais aspect

pendant les premiers jours, on voit peu à peu la membrane granu-
leuse se développer ; des bourgeons charnus, d'abord très-peu volumineux, perforent isolément cette couronne grisâtre.

Des phénomènes de prolifération se forment dans toute l'étendue
de la fracture.

L'irritation traumatique joue un rôle incontestable :

La marche des fractures compliquées est loin d'être toujours favorable ; il existe entre elles des différences d'une importance extrême
à ce point de vue. C'est à propos d'elles que se posent souvent les
problèmes les plus ardus de l'intervention chirurgicale : la question si
grave de l'opportunité du sacrifice ou de la conservation d'un membre.

L'inflammation atteint souvent des proportions dangereuses ; la
moelle diaphysaire et sous-périostique suppure dans des étendues variables : de là des complications phlegmoneuses redoutables, des sup-
purations diffuses envahissant les parties molles, décollant au loin les
muscles et les vaisseaux ; de là des nécroses souvent étendues, des
éliminations d'esquilles qui primitivement avaient des adhérences suf-
fisantes pour conserver leur vitalité, des clapiers purulents, la stagnation et la décomposition des liquides sécrétés et les accidents toxico-
hémiques, qui en sont la conséquence immédiate ou éloignée.

Ces accidents font qu'il est difficile, en général, d'établir la durée du
traitement d'une fracture compliquée.

CHAPITRE II

TRAITEMENT. — DIVERS MODES DE PANSEMENTS USITÉS

Une fracture simple, pourvu qu'elle ne soit pas trop étendue, guérit habituellement sans accidents par l'immobilisation seule des fragments; il n'en est plus de même quand le foyer de la fraction communique avec l'air extérieur par une plaie ; la pénétration de l'air modifie entièrement le travail réparateur et détermine les accidents les plus graves. Ambroise Paré avait saisi cette étiologie, car il raconte ainsi une épidémie de pourriture d'hôpital: « Les blessés estoient très-difficiles à guérir et souvent mouroient de très petites playes, ce que bien remarquay estant le siége devant Rouen. Car le vice de l'air altéroit et corrompoit tellement le sang et les humeurs, que les playes estoient rendues pourries, puantes, et qu'il en sortait une féteur cadavéreuse (1). »

Les auteurs du *Compendium* (2) *de chirurgie* ont décrit ainsi les accidents des fractures compliquées de plaies.

« Quand les plaies communiquent avec le foyer de la fracture : si la plaie est produite par un instrument tranchant, si les bords ne sont ni mâchés ni contus, s'il n'y a ni hémorrhagie, ni foyer sanguin, on peut, en réunissant la plaie, traiter et guérir la fracture en même temps que si elle était simple. Le plus fréquemment, au contraire, le malade n'achète la guérison qu'après de longues souffrances ; et quand, par des soins assidus, le chirurgien est parvenu à s'opposer au

---

(1) Thèse de Pechdo, 1876.
(2) Bérard, Denonvilliers et Gosselin, *Compendium de chirurgie pratique*, t. I ; Paris, 1840-1841.

au développement des plus graves phénomènes, tels que la *formation d'abcès*, la *gangrène*, la *phlébite*, la *résorption purulente*, trop souvent des accidents consécutifs viennent annuler tous ses efforts. Aussi, il n'y a pas encore bien des années que plusieurs chirurgiens pensaient que toute fracture compliquée de plaie, et surtout de plaie devant suppurer, était *un cas d'amputation*. Ce précepte est rejeté aujourd'hui pour un grand nombre de cas. En effet, indépendamment de la pénétration de l'air dans le foyer de la lésion, accident toujours grave par lui-même, les circonstances accessoires apportent de nombreuses différences, soit dans la marche de ces fractures et leur pronostic, soit dans les moyens que la nature et l'art peuvent guérir. »

Il y a peu de temps encore, malgré quelque succès obtenus, la conservation du membre dans les fractures compliquées n'était pas bien fréquente, et M. le professeur Gosselin disait en 1873, dans ses Cliniques (1). « Une chose que je tiens à graver dans vos mémoires, c'est que la plaie, même petite, qui complique une fracture de jambe, expose souvent à la suppuration du foyer et à toutes ses conséquences possibles : fièvre traumatique grave, ostéo-myélite suppurée, infection purulente, hecticité....... Je sais que, dans ma pratique d'hôpital, j'ai vu plus de malades atteints de fracture de la jambe avec grande plaie mourir que je n'en ai vu guérir. Dans ma pratique particulière, au contraire, sur six blessés de ce genre, j'en ai vu guérir quatre et mourir deux. » S'il en est ainsi en ville, où les malades sont dans les meilleures conditions hygiéniques possibles, dirigés par un chirurgien distingué, combien le pronostic est plus grave dans les hôpitaux, où la ventilation n'est pas toujours suffisante, où l'encombrement est presque inévitable.

Depuis les découvertes des micro-organismes de l'air, cause d'infection, et les résultats heureux obtenus par Lister avec ses antiseptiques, le pronostic et le traitement des fractures compliquées se sont entièrement modifiés. Encouragés par le succès, les chirurgiens trai-

_____

(1) *Cliniques* de Gosselin, 1873.

tent par la conservation des cas où ils n'auraient nullement hésité autrefois à faire l'amputation.

Parmi les nombreuses méthodes et les procédés que la science met à notre disposition pour le traitement des fractures comminutives avec plaie, il en est peu, quelque excellents qu'ils soient, qui puissent être applicables dans tous les cas et dans toutes les circonstances, comme il en est peu qui doivent être absolument rejetés.

Les divers traitements modernes employés par les chirurgiens donnent tous des résultats plus ou moins heureux; nous allons les passer rapidement en revue.

L'air étant le grand ennemi des plaies, l'indication générale est de faire une occlusion aussi complète et aussi rapide que possible. Divers moyens ont été préconisés dans ce but.

Malheureusement les pansements occlusifs ne peuvent atteindre leur but que dans les cas où la plaie présente une minime étendue. « Hunter fermait la plaie avec de la charpie trempée dans le sang, procédé des plus incomplets. Sanson, en regardant comme capitale l'indication de prévenir l'entrée de l'air, rapprochait les bords de la plaie à l'aide de bandelettes agglutinatives; si la plaie était petite, il la fermait en la recouvrant d'un double ou triple emplâtre de diachylon gommé. Cet emplâtre, dit Sanson, vaut beaucoup mieux que les bandelettes et doit, par conséquent, leur être préféré quand le peu d'étendue de la plaie le permet; il doit être très-chargé et appliqué exactement sur la peau, qu'on a eu le soin de dessécher parfaitement, afin qu'elle y colle exactement. Il remplace alors les téguments et ramène la fracture aux conditions d'une fracture sans plaie (1). »

Aujourd'hui nous possédons dans le collodion un précieux moyen de remplir cette indication. Trois ou quatre couches superposées de mousseline ou de baudruche imbibée de collodion empêchent d'une façon absolue la pénétration de l'air. La baudruche, plus souple et plus

(1) *Traitement des fractures avec plaie*, art. FRACTURES, de Spilmann. (*Dict. encycl. sc. méd.*, 1878, t. IV, 4ᵉ série.)

transparente, est souvent préférée à la mousseline ; elle permet, en effet, d'observer jusqu'à un certain point les phénomènes qui se passent au-dessous d'elle. Cependant M. Gosselin fait remarquer que la baudruche laisse souvent un vide qui peut favoriser le déplacement des bords de la plaie ; de plus, le baudruche oblige à couvrir les téguments d'une quantité plus grande de collodion, ce qui donne lieu quelquefois à des phlyctènes.

M. Gosselin a retiré d'excellents résultats en employant le collodion de la manière suivante : « Le mode d'application consiste à tailler un certain nombre de bandelettes de linge de 1 centim. de largeur et de 5 à 6 de longueur, à tremper successivement chacune des bandelettes dans le collodion riciné, dit aussi élastique, qui est moins irritant que le collodion ordinaire. La jambe étant bien placée dans la gouttière ou sur la planchette où elle doit rester (le procédé est évidemment applicable à toutes les fractures), un aide rapproche avec deux doigts les bords de la plaie et, pendant qu'il les tient en contact, le chirurgien applique sur elle la première bandelette collodionnée. Il en applique une seconde sur la première en les entre-croisant en +, puis une troisième parallèlement à la première en en recouvrant les deux tiers environ, une quatrième parallèlement à la seconde, et ainsi de suite, de manière à couvrir la plaie elle-même et les parties environnantes à 3 cent. au delà d'une sorte de cuirasse collodionnée. Quand le pansement est fini, les bandelettes sont très-étroitement appliquées, ferment la plaie et assujettissent la peau tout autour d'elle. »

Pour empêcher la communication du foyer de la fracture avec l'air extérieur et éviter les accidents qui en résultent, tels que suppuration interminable, gangrène, érysipèle phlegmoneux, infection purulente, et quelquefois la mort, les anciens avaient songé à suturer les lèvres de la plaie. Malgaigne a ainsi obtenu des réunions par première intention au moyen de sutures. Mais ce procédé était loin de donner toujours des succès ; les chirurgiens modernes en redoutent l'emploi et l'accusent de graves accidents.

Par suite de la rétention du pus et des détritus organiques, la septicémie se déclarait du quatrième au dixième jour. La suture enfermait, comme on dit, le loup dans la bergerie. Les extrémités des fragments se nécrosaient depuis la troisième semaine jusqu'à la sixième et huitième, et même plus tard ; les malades étaient exposés à la pyohémie ; et plus tard, après cette suppuration interminable, il restait des fistules qui, quoique n'étant pas dangereuses, entravaient la guérison. C'est ainsi que la guérison définitive demandait fort souvent cinq, six et même dix mois.

Si les sutures rendent dans certains cas des services en favorisant la cicatrisation, il en est d'autres où elles sont absolument contre-indiquées. La suture de la plaie présentant des dangers, on a cherché alors d'autres moyens de fermer la fracture et de la mettre à l'abri du contact de l'air.

Voici comment M. A. Guérin fut amené à appliquer son pansement ouaté (1) : « M. Pasteur ayant découvert que l'air est filtré par la ouate, dont les fibrilles retiennent les ferments, je résolus de faire en sorte que l'air n'arrivât plus sur les plaies des blessés qu'après avoir été purifié de tous les corpuscules microscopiques auxquels j'attribuais la mort de nos malades.

» Je fis alors un pansement qui ressemble à une expérience de physique : j'appliquai la ouate directement sur la plaie, et je fis en sorte que l'air ne pût y parvenir impur en passant sur les confins du pansement.

» A dater de ce jour, par mon pansement ouaté, j'empêchai les ferments contenus dans l'air empesté des hôpitaux d'arriver sur les plaies ; je vis presque tous mes amputés guérir.

» Dès mon premier pansement, j'arrivai à une combinaison de moyens qui tous ont, je crois, leur efficacité. Pour empêcher l'air de passer impur entre le pansement et la peau, j'enveloppe le membre d'une couche épaisse de ouate, qui me permet d'exercer une com-

(1) Guérin, *Comptes rendus hebdomadaires de l'Académie des sciences,* n° 12 (23 mars 1874).

pression élastique ; par cette compression, en même temps que je maintiens la ouate au contact avec la plaie, je m'oppose à l'afflux du sang dans la partie malade. Je m'oppose, en outre, à toutes sortes de mouvements des bords de la plaie ; j'y établis une immobilité absolue.

» Enfin, quand la plaie d'une amputation a été pansée comme je viens de l'indiquer succinctement, on n'y touche plus pendant vingt-cinq ou trente jours. Or la rareté des pansements est une condition favorable à la guérison des plaies, et si les travaux de Magatus, de Larrey et d'autres hommes éminents, ne l'ont pas fait adopter par la généralité des chirurgiens, c'est qu'il faut qu'on puisse s'opposer à la décomposition du pus, qui rend l'air pestilentiel. Avant la découverte des ferments, nous étions dans l'impuissance de nous opposer à la production de ces émanations ; tandis que, avec le pansement ouaté, le pus n'étant plus soumis à l'action des agents qui produisent la fermentation putride, les blessés peuvent être entassés les uns à côté des autres sans qu'il y ait une odeur appréciable. »

Si l'occlusion réussit, la plaie superficielle une fois cicatrisée, le traitement deviendra le même que dans les cas de fracture simple. Si la suture ou l'occlusion échouent, la plaie suppurera fatalement, et alors les règles à suivre ultérieurement seront semblables à celles qui régissent le traitement des fractures dans lesquelles les complications de la blessure, soit du côté des parties molles, soit du côté des os, n'ont pas permis de rechercher la réunion immédiate.

Le pansement ouaté de Guérin a le grand avantage de produire une occlusion complète de la plaie ; mais il faut encore, dans les fractures ouvertes qui nous occupent, chercher à immobiliser les fragments au moyen d'un appareil inamovible.

« L'appareil de M. A. Guérin, modifié par M. Ollier (1), échappe en grande partie aux objections adressées aux appareils inamovibles en général. En effet, en même temps que cet appareil assure l'immo-

(1) *Traité des fractures*, de Spilmann (*citato*).

bilité du membre blessé, il préserve la plaie de l'action de l'air. Nous n'avons pas à examiner ici s'il agit par occlusion ou par filtration ; mais les faits démontrent qu'il agit à la manière de la suture et des pansements occlusifs, et que, sous son influence, les plaies les plus graves peuvent se guérir avec la plus grande simplicité.

La modification de M. Ollier « consiste tout simplement à entourer le bandage ouaté de M. Guérin avec une bande silicatée, afin d'obtenir plus certainement l'immobilité en cas de fracture compliquée ou en cas de résection. » De plus, M. Ollier, suivant en cela un conseil déjà donné par M. Hervey, enduit la peau, partout où elle doit être en contact avec l'appareil, d'une couche de gomme arabique, afin d'assurer une union intime entre elle et la ouate. De cette façon, ni l'air ni le pus ne peuvent s'insinuer entre la ouate et la peau. Il n'y a aucune raison pour que l'occlusion déterminée par l'appareil de M. A. Guérin ne produise pas dans les fractures compliquées de plaie, à condition que la fracture et la plaie soient simples, les heureux résultats que son emploi a amenés dans le traitement des amputations et des résections, résultats sur lesquels M. Ollier a insisté dans une communication importante au Congrès médical de Lyon (19 septembre 1872).

M. Gosselin a appliqué ce pansement une dizaine de fois, dans des cas où la plaie n'était pas très-contuse et n'atteignait pas un centimètre de largeur, et, dans aucun de ces cas, il n'a vu survenir la suppuration osseuse.

En même temps que par la suture ou le pansement occlusif on cherche à prévenir l'entrée de l'air, il faut maintenir le membre dans une immobilité absolue, car le moindre mouvement des fragments compromettrait le résultat.

Les appareils à attelles, l'appareil de Scultet en particulier, peuvent rendre de grands services ici, à la condition qu'ils soient disposés de façon à ne pas exercer une trop forte pression au niveau de la plaie suturée ou recouverte de collodion. Il est facile d'obtenir ce résultat en interrompant les coussins à ce niveau. Nous avons déjà eu l'occasion de dire qu'il était facile d'écarter l'appareil et de découvrir les faces antérieures et latérales du membre sans lui imprimer de mouvements nuisibles.

Dans beaucoup de circonstances, on préfère des appareils permettant de surveiller le membre. On choisit les appareils les plus convenables, suivant les cas.

Une grande méthode de traitement des fractures ouvertes est celle des antiseptiques et du pansement de Lister. Avant les pansements phéniqués, nous pouvons citer l'emploi de l'alcool (1), et plus tard de la glycérine. « La glycérine, dit Mercier (2), employée d'après la méthode de M. Fleurot (de Dijon), est un corps isolant qui peut remplacer le coton toutes les fois que le pansement à la ouate est d'un emploi difficile. Ses propriétés antifermentescibles et antiputrides, en même temps que ses qualités physiques et chimiques, la mettent au niveau de tous les topiques employés pour les pansements ; nous la croyons supérieure à l'alcool camphré, aux solutions chlorurées. Les reproches qu'on lui adresse sont dénués de fondement, et les inconvénients qu'elle a présentés entre les mains de quelques chirurgiens provenaient de ce que ce produit n'était pas pur ou de ce qu'on l'employait avec trop d'économie. »

Parmi les moyens que nous possédons pour soustraire les plaies à l'action des germes de l'air, un des plus énergiques est le pansement de Lister. Depuis 1866, le chirurgien d'Edimbourg poursuivait ses recherches sur les antiseptiques: il les appliqua au pansement des fractures ouvertes.

Nous ne décrirons pas le pansement de Lister, qui doit être employé dans toute sa rigueur pour être suivi de succès. Les objections qu'on peut lui faire, c'est d'être dispendieux, très-compliqué, et de ne pas mettre suffisamment le malade à l'abri de toute suppuration.

(1) Legogne, de l'Emploi de l'alcool dans le pansement des fractures compliquées de plaies. Thèse Paris, 1867.

(2) Mercier, Considérations cliniques sur quelques cas de fractures comminutives avec plaies. Thèse Paris, 1874.

Le pansement listérien a été d'ailleurs modifié ainsi pour les fractures ouvertes : le professeur du King's College a remplacé dans ces derniers temps la gaze phéniquée, d'abord par la gaze à l'eucalyptus, puis par de la gaze séro-sublimée, contenant 1/2 pour 1000 de sublimé. La méthode est toujours la même ; ce n'est que la nature de la substance antiseptique qui varie.

L'objection la plus grave, dans le cas particulier de fracture, est que le pansement n'est pas un pansement rare ; comme le dit Legroux (1) dans sa thèse inaugurale, « il est fait au début tous les matins ; puis un peu plus rarement, selon que la suppuration est plus ou moins abondante. »

Ces pansements répétés font souffrir le malade, gênent la cicatrisation de la plaie et, par le déplacement des fragments, exposent à des défauts de consolidation.

A côté de ces objections, nous devons signaler les avantages considérables du pansement de Lister sur les anciens pansements. « Avant l'emploi de la méthode antiseptique, ajoute Legroux, 16 cas de fractures compliquées de plaie, traités par la conservation, avaient donné 12 morts. Le pansement de Lister mis en pratique, on traite par la conservation : en 1873, 17 cas ; en 1874, 20 cas ; en 1875, 7 cas ; en tout 44 cas : pas une mort. »

La chirurgie conservatrice, par les moyens dont elle dispose et les succès qu'elle donne tous les jours, a ses partisans de plus en plus nombreux ; mais on ne saurait préconiser tel procédé plutôt que tel autre. Chacun a ses avantages et ses inconvénients. On connaît la guérison surprenante des fractures compliquées par le traitement de Verneuil, qui consiste dans l'immobilisation, l'occlusion collodionnée et le lavage à l'eau phéniquée ; on ne saurait nier tout le succès obtenu par le pansement ouaté de Guérin et la modification d'Ollier.

Enfin le pansement antiseptique de Lister a donné aux chirurgiens

---

(1) Legroux, *Contribution à l'étude du traitement des fractures compliquées par la méthode de Lister*. Thèse de Paris, 1878, n° 370.

de Paris des résultats qu'on n'avait jamais obtenus. Il est difficile de se prononcer en présence des succès obtenus par ces différents moyens; c'est que chacun a ses indications et doit être employé suivant le cas. Nous croyons qu'en chirurgie principalement, il ne faut pas être exclusif et que chaque méthode, si perfectionnée qu'elle soit, a ses indications spéciales.

CHAPITRE III

PANSEMENT ASEPTIQUE IODOFORMISÉ

Les diverses considérations dans lesquelles nous venons d'entrer étaient nécessaires pour faire comprendre les avantages du mode de traitement que nous avons vu mettre en usage à la clinique chirurgicale par M. le professeur Tédenat. C'est en quelque sorte une combinaison de tout ce qu'on peut trouver de bien dans chaque procédé, avec un agent nouveau, l'iodoforme. Les heureux résultats que nous avons constatés dans les trois faits soumis à notre observation nous permettront de démontrer la supériorité de cette méthode.

En présence de toute plaie, surtout d'une plaie compliquant une fracture, ce qu'il importe avant tout, c'est de faire une bonne asepsie. En effet, il est plus facile, nous le savons, d'empêcher les micro-organismes d'arriver sur une plaie que de les détruire quand ils sont fixés et se développent: tel est le principe qui doit guider le chirurgien. Pour bien appliquer la méthode dans toute sa rigueur, il importe d'agir aussi

vite que"possible après l'accident; si l'on est appelé trop tard, si la plaie
est restée longtemps exposée à l'air et si la suppuration a commencé,
il est à craindre qu'on n'obtienne pas tous les résultats désirables. Il
est encore des cas où, par suite de l'étendue des délabrements, on ne
saurait songer à conserver un membre broyé, par exemple ; il faut alors
se résigner à amputer. Les pansements aseptiques ont reculé de beaucoup les limites de ces cas graves dans lesquels la chirurgie conservatrice se trouve désarmée. Voici les préceptes que nous avons vu mettre
en pratique par M. le professeur Tédenat :

Un pansement de la plaie, aussi immédiat que possible, doit être fait
avec toutes les précautions de la méthode antiseptique de Lister, sur le
lieu de l'accident ou durant le transport du blessé ; la plaie doit être
recouverte d'une compresse d'eau sublimée ou phéniquée, et, à leur
défaut, d'alcool camphré et même d'alcool pur.

Les instruments et les mains du chirurgien préalablement lavés à
l'eau sublimée, on procède à l'examen de la plaie sous un jet de vapeur
d'eau phéniquée , et on lave la plaie à grande eau avec une solution
sublimée au 1/1000. Esquilles, corps étrangers, caillots de sang,
doivent être soigneusement enlevés ; si un débridement est nécessaire,
il ne faut pas craindre de faire de larges et profondes incisions suivant la longueur du membre, pour éviter de blesser des artères ou
des nerfs.

Gosselin est partisan de ces débridements ; il importe, en effet, de
bien déterger la plaie et de la débarrasser de tout ce qui pourrait
porter obstacle à la cicatrisation.

Comme dernière précaution, pour rendre la plaie complétement
aseptique, M. Tédenat badigeonne toute la surface avec une solution
alcoolique phéniquée forte au 1/10 ou au 1/15.

Telle est, dans toute sa simplicité d'exposition, la méthode aseptique, qui n'est pas sans offrir de nombreuses difficultés pratiques.

La toilette de la plaie ainsi faite aussi minutieusement que possible,
il faut songer à placer le membre dans les meilleures conditions pour
obtenir une parfaite consolidation. Bien souvent, l'extrémité des frag-

ments, faisant issue à travers les téguments, gêne la réduction. Il faut procéder à la résection sous-périostée et faire maintenir l'écartement par deux aides.

Doit-on chercher à oblitérer la plaie par des sutures, ou bien la laisser béante en faisant un pansement à plat? Ce dernier moyen est le meilleur ; il faut avant tout éviter la stagnation des détritus et la suppuration qui pourrait se former au fond de la plaie. MM. Verneuil et Panas préfèrent laisser la plaie ouverte à deux battants plutôt que de s'exposer à la moindre rétention de liquide pathologique. C'est ici que les tubes à drainage de Chassaignac(1) sont appelés à rendre de grands services. Il importe qu'ils soient courts et gros, avec des orifices latéraux espacés, et qu'ils soient assez résistants pour ne pas être aplatis par les bandes ou oblitérés par un petit caillot.

Toutes ces précautions prises, M. Tédenat procède au pansement. Tandis que deux aides maintiennent les fragments immobiles dans la position convenable, il saupoudre la plaie de poudre d'iodoforme, dispose à la surface des bandelettes de gaze iodoformée, et recouvre le tout d'une plaque de ouate imbibée d'eau sublimée dédoublée au 1/1000. Par-dessus ce pansement antiseptique, il applique le pansement ouaté de Guérin, au moyen de bandes de ouate sèche enroulées autour du membre, remontant aussi haut que possible au-dessus de la fracture. Il fixe le tout, comme Ollier (de Lyon), au moyen de bandes silicatées qui forment un appareil inamovible solide ; pour augmenter sa résistance, on peut ajouter quatre attelles en carton épais ou en bois mince, une antérieure, une postérieure et deux latérales (2) .

(1) Chassaignac, *Traité pratique de la suppuration et du drainage chirurgical,* t. I, p. 121; 1879.

(2) M. Tédenat emploie aussi, selon le cas, des attelles plâtrées qui ont l'avantage de se mouler exactement sur le membre. Pour la jambe, il applique souvent la gouttière plâtrée d'Hergott, qu'il fait remonter jusqu'à la partie moyenne de la vessie, afin de mieux assurer l'immobilité des fragments. A défaut de bon plâtre, on peut utiliser des attelles de carton qui, bien mouillées, s'adaptent très-bien. Des lames de zinc n° 12 sont aussi de grand service.

Les trois faits suivants, qui sont l'application exacte de cette méthode, en démontrent tous les avantages.

Observation première

(Personnelle)

Recueillie dans le service de M. le professeur Tédenat

Cazalis, vingt-deux ans, cultivateur, soldat au 9ᵉ chasseurs, né à Pampas (Gers), en garnison à Montpellier, entre le 5 juin 1886, salle Lallemand, n° 30. A 6 heures du matin, pendant un exercice militaire, le cheval placé devant lui lança une forte ruade et vint le frapper à la partie moyenne de la jambe droite, sur le tibia. Malgré la présence d'une botte épaisse, un bruit sec put être entendu ; le tibia était fracturé. Le cavalier descendit de cheval et se fit porter à l'infirmerie, où le médecin militaire appliqua immédiatement un premier appareil contentif, pour l'envoyer aussitôt à l'hôpital.

Porté à la clinique chirurgicale peu de temps après l'accident, on défit l'appareil et on constata une fracture comminutive du tibia, avec perforation de la peau par les fragments ; une hémorrhagie abondante distendait les téguments, en même temps que du sang s'épanchait à l'extérieur. Le péroné paraissait intact, le pied était légèrement dévié en dehors. L'examen de la plaie ayant permis de constater la présence de quelques esquilles et de caillots sanguins, M. le professeur Tédenat, employant l'asepsie la plus rigoureuse, agrandit la solution de continuité de la peau par une incision longitudinale, enleva une ou deux esquilles libres, puis fit passer une grande quantité d'eau sublimée, au 1/1000 dédoublée, pour expulser les caillots et bien déterger les tissus. Par mesure de précaution, il toucha les bords de la plaie avec un pinceau trempé dans une solution concentrée d'acide phénique, au 1/12.

La plaie ainsi entièrement aseptique, il appliqua un pansement iodoformé avec un appareil inamovible silicaté, ainsi composé : de la poudre d'iodoforme fut répandue sur la plaie ; puis des bandelettes de gaze furent superposées ; en troisième lieu, une plaque de coton imbibée d'une solution sublimée.

Un rouleau de coton sec enveloppant le membre jusqu'au-dessus du genou, on fixa le tout avec des bandes de gaze imbibées de silicate de potasse ; quatre attelles en bois ou en carton furent fixées pour donner plus de solidité à l'appareil inamovible.

Le membre est enfin placé dans une position déclive, le pied soulevé par un coussin en balle d'avoine. Le malade se trouva bien, n'éprouva aucune douleur et put être laissé ainsi très-longtemps.

La température, prise le soir même, donne 38°2. Les jours suivants, pas de fièvre: température variant entre 36°7 et 37°4.

Les jours suivants, le blessé n'éprouve absolument rien du côté de son membre fracturé. Pas de fièvre, pas de douleurs, pas le moindre gonflement inflammatoire.

19 juin. — Au quatorzième jour, plutôt pour savoir ce qui se passait sous le pansement que par nécessité, on ouvre l'appareil et on met la plaie à découvert: une grande quantité d'iodoforme est retrouvée sur la plaie, qui offre un aspect rosé avec des bourgeons charnus; il n'y a absolument pas trace de pus. Le pansement aurait certainement pu être laissé plus longtemps. On ajoute une nouvelle couche d'iodoforme et de gaze iodoformée, et on replace la jambe, non encore consolidée, dans la gouttière formée par l'appareil précédent, en maintenant les diverses pièces avec des bandes de gaze silicatée.

5 juillet. — Un mois après l'accident, on enlève définitivement l'appareil. La consolidation est parfaite ; la plaie est presque entièrement cicatrisée.

La guérison de la fracture comminutive compliquée sera complète, sans le moindre accident consécutif.

Le malade a obtenu un congé de convalescence et quittera bientôt l'hôpital pour reprendre plus tard son service.

4

Observation II

(Personnelle)

Recueillie dans le service de M. le professeur Tédenat

R...., femme F...., vingt-neuf ans, ménagère, née à Belmont, domiciliée à Montpellier, entre le 11 mai 1886, salle Notre-Dame, n° 25.

De petite taille, assez forte, rarement malade, elle fait quelques excès de vin.

Le 10 mai au soir, à la suite d'une copieuse libation, elle monte sur la croisée d'un deuxième étage et saute dans la rue, où elle tombe sur les pieds. Dans sa chute, elle se fracture la jambe droite, au-dessous de la partie moyenne; la fracture est grave : le fragment supérieur perfore les téguments en avant et fait une saillie qu'il est difficile de maintenir réduite. Une hémorrhagie assez abondante a lieu.

M. le docteur Saussol, chef de clinique, appelé en toute hâte, donne les premiers soins : il met sur la plaie des compresses d'eau-de-vie et applique un appareil de Scultet provisoire, modérément serré. Une heure après, la malade souffre beaucoup, à cause du gonflement inflammatoire et de la réduction imparfaite des fragments; la nuit est très-mauvaise.

Le lendemain, à la première heure, on transporte la blessée à l'hôpital, où une opération est jugée nécessaire. Pendant qu'un pulvérisateur répand des vapeurs phéniquées, l'appareil provisoire est enlevé et la plaie soigneusement lavée avec une solution antiseptique de sublimé.

L'impossibilité de maintenir les fragments réduits nécessite la résection du fragment supérieur, saillant de plusieurs centimètres.

La malade étant chloroformée, on fait une incision longitudinale parallèle à l'axe du tibia, on détache le périoste pour le conserver et on résèque environ 3 à 4 centim. avec une scie à chaîne. Une grande quantité d'eau sublimée est ensuite employée pour déterger la plaie. On s'assure qu'il n'y a aucune esquille, aucun corps étranger, et on procède au pansement. Deux aides maintiennent le membre en position.

De la poudre d'iodoforme est insufflée en grande quantité dans la plaie; un drain court et gros et des bandelettes de gaze iodoformée sont introduits profondément entre les fragments pour faire le drainage; d'autres bandelettes sont placées dessus; une large plaque de ouate imbibée d'eau sublimée recouvre le tout. Une bande de ouate sèche est enfin enroulée sur le membre, depuis le pied jusqu'à la partie moyenne de la cuisse. Le tout est maintenu fixé par des bandes de gaze silicatée et des attelles en zinc et en bois.

Cet appareil, modérément serré par suite de la couche de ouate, est fort bien supporté par la malade et maintient les fragments. Une position déclive du membre, le pied placé plus élevé, calme considérablement la douleur. Pour le maintenir ainsi, on le suspend par plusieurs lacs à un grand cerceau en fer.

11. — Même état satisfaisant. La température, prise matin et soir, donne les résultats suivants: soir, T., 38°; P., 80.

12. — Matin: T., 38°; P., 80. Soir: T., 38°2; P., 80. Facies calme, repos. La malade ne souffre plus.

13.— Matin: T., 38°; P., 88. Soir: T., 37°8; P., 80. Constipée; pas d'appétit, mais pas de douleur.

14.— Matin: T., 37°4; P., 88. Soir: T., 37°4; P., 88.

Pas de réaction inflammatoire, pas de gonflement. A partir de ce jour, apyrexie complète. La température, prise exactement tous les jours, matin et soir, varie entre 36 et 37°5.

22. — Se plaint de quelques soubresauts dans la jambe fracturée; on modifie le mode de suspension: ces phénomènes cessent.

1er juin.— Vingt et unième jour de la fracture. Sur la demande de la malade, plutôt que sur une indication urgente, on ouvre le pansement par deux incisions latérales. La valve antérieure soulevée, le pansement n'a pas d'odeur; on écarte la ouate, qui est à peine tachée par des détritus et une petite quantité de pus ; la plaie est rouge, bourgeonnante et d'un très-bon aspect. On enlève le drain et, la gaze iodoformée enfoncée profondément, on fait des lavages à grande eau avec une solution sublimée au 1/1000, mélangée d'eau tiède.

La jambe a une bonne position ; le cal du péroné déjà formé maintient les deux fragments.

Les extrémités du tibia bourgeonnent. On refait le pansement : poudre d'iodoforme, gaze iodoformée disposée à la surface de la plaie, ouate imbibée d'eau sublimée, ouate sèche. Le membre est replacé dans la gouttière formée par l'ancien appareil ; les deux valves sont réunies par une bande de gaze silicatée.

1er juillet.—Cinquante et un jours après la fracture, M. le professeur Dubrueil prenant le service, ou ouvre le pansement : la plaie, en pleine voie de cicatrisation, a bon aspect : commencement de consolidation du tibia ; on remet de l'iodoforme et de la gaze iodoformée. Les deux valves de l'appareil sont maintenues par une bande de gaze amidonnée.

9. — Deux mois après l'accident, la plaie est en partie cicatrisée et réduite à peu de chose. Pas le moindre gonflement. La consolidation du tibia réséqué est en partie faite. Le cal volumineux est encore mou, peu consistant. La malade demande sa sortie ; on lui recommande le repos. La guérison est certaine, avec peu de déformation.

Observation III

(Personnelle)

Recueillie dans le service de M. le professeur Tédenat

I. — Fracture de jambe spiroïde, compliquée de plaie. — Guérison, 1884 (1).
II. — Deuxième fracture un peu au-dessus de l'ancienne, avec écrasement des parties molles et plusieurs fragments. — Sujet très-alcoolique. — Guérison, 1886.

Fargues (Émile), trente-sept ans, charretier, né à Grabels (Hérault), domicilié à Montpellier. Cet homme, fortement constitué, fait depuis

(1) A cette époque, nous n'étions pas encore à Montpellier ; aussi nous a·t-il

longtemps des excès de boisson. Tremblement des lèvres et des mains.

Le 29 juin 1884, il entre à l'hôpital St-Éloi pour une fracture spi-roïde de la jambe gauche, siégeant à l'union du tiers moyen avec le tiers inférieur, qui s'était produite par suite d'une chute dans un fossé; le fragment supérieur formait une pointe saillante. M. Dubrueil n'ayant pu, par la simple opposition, obtenir une coaptation parfaite, essaya de refouler le fragment supérieur en exerçant sur lui, au moyen de compresses graduées, une forte compression.

Le surlendemain, quand M. Tédenat prit le service, le malade éprouvant de violentes douleurs dans le foyer de la fracture, l'appareil fut enlevé: la compression avait produit une plaque gangréneuse lon-gue de 4 centim. et large de 3; la plaie fut pansée à l'iodoforme, et, cinq ou six jours après, l'eschare s'étant détachée, on vit que l'os lui-même était à nu et le foyer largement ouvert; du reste il n'y avait pas d'inflammation réactionnelle ni de pus. M. Tédenat réséqua une portion du fragment supérieur, nivela, appliqua le pansement iodo-formé et des attelles plâtrées. Deux mois et demi après, le malade sortait de l'hôpital, parfaitement guéri; un peu plus tard, il pouvait reprendre sa profession de charretier. Notons que le malade avait eu une assez forte attaque de *delirium tremens* le lendemain de la résection.

Le 29 avril 1886, le malade entre au numéro 45 de la salle Saint-Éloi, dans le service de M. Tédenat, pour une fracture compliquée de plaie et siégeant à 4 centimètres environ au-dessus de la fracture pro-duite en 1884. La veille, tandis qu'il revenait, dit-il, de son travail, il vit arriver sur lui à grande course la charrette d'un boucher. Croyant que le cheval était emporté, il se précipite à la tête de l'animal pour l'arrêter, mais il est renversé, et la charrette en passant sur lui déter-mine la fracture pour laquelle il est transporté à l'hôpital. A son arri-vée, on applique un pansement provisoire antiseptique. L'hémorrhagie

été impossible de recueillir nous-même les notes relatives à cette première frac-ture : c'est M. le professeur Tédenat qui a eu l'extrême obligeance de nous les communiquer.

est abondante; il présente, en outre, une contusion et de légères blessures à la tête. La nuit est extrêmement mauvaise : le malade est en proie à un délire des plus violents, il vocifère, veut quitter son lit; il est très-agité. On prescrit l'élixir de Garus, avec quelques gouttes de laudanum. La température prise le soir marque au thermomètre 37°5.

Le lendemain, M. Tédenat constate une fracture des deux os de la jambe à la partie moyenne; à la partie antéro-interne, large plaie à bords irréguliers, déchiquetés, communiquant largement avec le foyer de la fracture tibiale, remplie de caillots sanguins et contenant quelques petites esquilles ; au niveau du péroné, plaie étroite menant dans le foyer de la fracture de cet os. En arrière, grande plaie large de 6 à 7 centimètres et longue de 12 à 14. Son fond est constitué par l'aponévrose, qui, çà et là déchirée, forme plusieurs petites hernies musculaires; cette plaie a paru à M. Tédenat être due à un éclatement de la peau. L'hémorrhagie est diminuée. T, 37°6; 100 P.

Une première incision est pratiquée le long de la partie interne du tibia, pour évacuer les caillots de sang et pratiquer des lavages ; on touche les bords avec une solution alcoolique phéniquée, forte au 1/12. Une deuxième incision est faite le long de la partie externe du péroné; la peau était décollée en ce point.

La plaie bien détergée, on la saupoudre d'une quantité considérable d'iodoforme, on applique des bandelettes de gaze iodoformée, puis des plaques de ouate hygroscopique imbibées d'une solution de sublimé. On enroule le membre dans une bande de ouate sèche, depuis les malléoles jusqu'à la partie moyenne de la cuisse : le tout est maintenu par des bandes de gaze silicatée, avec quatre attelles de carton épais.

La jambe est placée dans une position déclive, le pied plus élevé.

Le malade, qui souffrait beaucoup avant le pansement et que son agitation exposait à de graves accidents, n'accuse plus que peu de douleurs : les fragments sont bien maintenus.

Soir : T. 37°3; P. 88 ; pas de fièvre. Le blessé se plaint moins de sa jambe, mais se sent brisé de partout; quoique la langue soit bonne, une soif vive le tourmente.

1er mai. — Matin : T. 37°3 ; P. 80. Pas de fièvre ; le malade est calme, il a dormi un peu la nuit dernière ; la langue est bonne ; les pupilles normales, pas dilatées. Soir : T. 38° ; P. 84 ; état très-satisfaisant.

2. — Matin : T. 37°7 ; P. 88. Le malade, très-calme, a passé une bonne nuit. Pouls normal ; langue bonne ; pas de selles depuis l'accident. On administre le calomel à la dose de 0,10 centigrammes en 4 prises. Soir : T. 38.

3. — Matin : T. 37°6. Soir : T. 38°5 ; P. 100. Ne souffre pas de la jambe ; rien que quelques élancements ; se plaint de mal de tête. En somme, assez calme.

4. — Matin : T. 37°4 ; P. 88 à 92. Quelques rares élancements à la jambe malade ; pas de selles depuis le 2. On lui fait prendre la poudre suivante, composée de calomel 0,60 centigrammes, jalap 0,60 centigr. Soir : T. 37°6 : 88 P..

5. — Matin : T. 37°2 ; P. 80 ; une selle abondante. Soir : T. 37°4 ; P. 80. L'amélioration continue.

6 mai. — Matin : T. 37°. Soir : T. 38°.

7. — Matin : T. 37°. Soir : T. 37°7 ; P. 88.

8. — Matin : T. 37°3. Soir : T. 37°5.

9. — Matin : T. 37°. Soir : T. 37°5.

10. — Matin : T. 37°. Soir : T. 37°4.

11. — Matin : T. 37°2. Soir : T. 37°3.

12. — Matin : T. 37°. Soir : T. 37°4 ; P. 84.

13. — Matin : T. 37°. Soir : T. 37°7 ; P. 88. État de plus en plus satisfaisant.

14. — Matin : T. 37°3. Soir : T. 37°4 ; P. 80 à 88.

15. — Matin : T. 37°. Soir : T. 37°.

16. — Matin : T. 37°. Soir : T. 37₀2.

17. — Matin : T. 37°. Soir : T. 37°3. P. 96. Quelques élancements dans la jambe fracturée.

A partir de ce jour, l'apyrexie est complète. La température oscille entre 37° et 37°4. Le pansement est taché par une grande quantité de détritus, qui remonte le long de l'appareil jusqu'à la cuisse. Il s'exhale une odeur très-forte ; pas de fièvre. Matin : T. 37°. Soir : T. 37°3. Premier pansement refait.

Le lendemain, vingt-neuvième jour de l'accident, on renouvelle le pansement. On observe une quantité considérable de détritus visqueux, noirâtres, nauséabonds, mais pas de véritable pus. La macération de l'épiderme, l'exsudation, les desquamations épithéliales et l'idoforme qui avait séjourné dans la plaie, expliquent suffisamment la formation de ces détritus.

Il n'y a pas de gonflement inflammatoire du foyer de la fracture, pas de décollement de la peau ; les plaies sont rouges, recouvertes de bourgeons charnus de bonne apparence. La plaie soigneusement lavée sous le jet de vapeurs phéniquées, on replace le pansement iodoformisé et silicaté.

15 juin. — Deuxième pansement ; environ deux mois après le début de la fracture, il y a une quantité abondante de détritus ; les plaies ont bon aspect et ont diminué d'étendue ; commencement de consolidation ; on refait le même pansement silicaté.

5 juillet. — M. le professeur Dubrueil, prenant le service, examine le membre. La consolidation est presque complète, sans déformation ; les plaies cicatrisent de plus en plus. Un pansement simple de Lister est jugé suffisant pour protéger les surfaces dénudées.

15 juillet. — La consolidation est parfaite ; il y a encore peu de résistance du cal. On autorise le malade à se lever, à condition pourtant qu'il ne fasse pas d'imprudences. Il peut d'ores et déjà être considéré comme parfaitement guéri.

Les trois faits que nous venons de présenter peuvent être résumés dans une même discussion. Dans les trois cas, en effet, il s'agit de fractures de jambe compliquées de plaies. Le cavalier, le moins gravement atteint, a eu des soins immédiats ; un débridement peu étendu a suffi pour extraire les esquilles et déterger le foyer de la fracture. En un mois, la guérison a été parfaite.

Les deux autres cas présentaient plus de gravité : chez la femme, la saillie du fragment supérieur du tibia et la difficulté de maintenir la réduction ont nécessité la résection de la portion saillante. Mais la plaie a pu être mise assez rapidement à l'abri du contact de l'air par un pansement provisoire à l'alcool, et l'asepsie, réalisée aussi complète-ment que possible, a permis la reproduction de l'os sans complication.

Enfin le dernier malade se trouvait dans des conditions exception-nellement fàcheuses : traumatisme grave compliqué d'alcoolisme in-vétéré ; le blessé était dans une surexcitation délirante très-vive et une violente agitation.

Depuis plus de douze heures, les solutions de continuité de la peau, très-étendues et nombreuses, exposaient largement le foyer de la frac-ture à l'air extérieur.

On pouvait redouter les plus graves accidents, et la nécessité d'am-puter le membre fracturé s'imposait presque ; il n'en fut rien cepen-dant. Grâce au pansement aseptique, la guérison, quoique plus tardive que dans les cas précédents, a pu encore être obtenue sans accidents.

Ce qui résulte encore de ces trois observations, c'est la marche ré-gulière de la maladie, dont le terme ultérieur a été, pour les trois cas, une guérison complète relativement rapide, guérison qui n'a été en-travée par aucun accident, par aucune complication ; c'est ensuite l'ab-sence complète de douleur et de fièvre. Nous insistons sur ce fait, parce qu'il est d'une importance capitale.

C'est au mode de pansement employé que nous devons attribuer ces résultats heureux, ces guérisons vraiment rapides. Nous ne voulons pas toutefois prétendre que nos blessés n'auraient pas pu guérir avec un autre traitement, le pansement ouaté de Guérin, par exemple, ou le pansement antiseptique de Lister ; mais nous pensons que les modi-fications apportées par M. le professeur Tédenat mettent plus sûrement les malades à l'abri de tout danger et de toute complication. Elles réunissent, en effet, dans un même pansement, toutes les conditions d'une bonne antisepsie:

La méthode de Lister, avec des antiseptiques puissants, tels que

5

l'acide phénique et le sublimé, y est appliquée dans toute sa rigueur, et, une fois la plaie bien aseptique, cette asepsie est entretenue par une couche d'iodoforme et le pansement occlusif de Guérin, maintenu par un appareil silicaté inamovible, qui peut être laissé en place pendant très-longtemps.

Un des grands avantages du pansement de M. Tédenat, en effet, est de pouvoir être laissé en place vingt-cinq, trente jours et plus long-temps encore, ce qui favorise considérablement la consolidation des fragments osseux, tandis que des pansements fréquents ne peuvent que la retarder, tel celui de Lister, qui demande à être souvent renouvelé.

Ainsi, tandis que le cavalier, comme nous l'avons vu, a parfaitement guéri après un seul pansement fait le seizième jour, la jeune femme n'a été pansée que deux à trois fois en deux mois ; enfin le charretier, plus sérieusement atteint, n'a eu que trois à quatre pansements en trois mois.

Dans les hôpitaux, surtout pour des fractures ouvertes, les pansements rares sont appelés à rendre les plus grands services : économie de temps, sûreté plus grande, tels sont les avantages considérables qu'ils présentent sur les pansements fréquents. S'ils sont délicats et plus difficiles, ils n'obligent pas, comme les autres, à voir le blessé tous les jours ; la plaie maintenue fermée est moins au contact de l'air et aux dangers qui en résultent.

L'iodoforme, ajouté par M. Tédenat au pansement ouaté de Guérin, est une source constante d'iode, toujours prête à détruire les microbes qui pourraient arriver jusqu'à la plaie.

Le pansement à l'iodoforme est en outre moins irritant que le pansement de Lister et n'expose pas aux érythèmes, lymphagites et gonflements inflammatoires que produit assez souvent l'acide phénique.

A l'article PANSEMENT (1), Chauvel et Bousquet émettent les opinions suivantes relatives à l'iodoforme :

(1) Chaumel et Bousquet, art. PANSEMENT (*Dict. encyclopédique des sciences médicales*).

« L'iodoforme est plus puissant pour s'opposer au développement des germes bactériens que pour arrêter la pullulation des bactéries. »

Les expériences de Mickhuber l'ont conduit à cette conclusion : l'iodoforme dissous dans des liquides altérables n'a que des propriétés antiseptiques négatives ou très-faibles ; son pouvoir antiputride ne se fait sentir que lentement, mais alors d'une façon continue, énergique et sûre, quand on l'applique directement et en excès à la surface des plaies.

Tous les auteurs sont d'accord pour reconnaître que son emploi n'est pas douloureux, qu'il n'occasionne que peu ou pas d'irritation, qu'il diminue la sécrétion des plaies et la tendance à la purulence. Il favorise la formation des bourgeons charnus.

Si l'on compare les pansements à l'iodoforme au classique Lister, à la simplicité des premiers, ce n'est pas discutable. Incontestable également est la puissance antiseptique de l'iodoforme. Dans les campagnes, en guerre, ils se recommande de plus par la rareté de son renouvellement. Enfin aucun antiseptique ne peut le remplacer dans le traitement des plaies opératoires communiquant avec une cavité muqueuse, dont les sécrétions ou les excrétions s'opposent au maintien d'une asepsie permanente.

Le docteur Largeau, dans la thèse déjà citée, présenté quelques objections aux pansements iodoformés ; il nous suffira de les signaler pour montrer combien elles sont peu importantes.

« L'iodoforme, soit sous forme de poudre faisant croûte au-dessus de la plaie (*Iodoform-schorf behandlung*), soit sous forme de gaze iodoformée, compte de nombreux partisans en Allemagne et en France. On tend cependant à abandonner l'iodoforme, qui n'est pas sans danger s'il est employé au delà d'une certaine quantité. Des accidents d'intoxication ont été signalés. Mais il n'est pas dangereux sur les plaies peu étendues ou suturées, et Krœnlein, qui l'emploie habituellement, n'a jamais eu d'accidents sérieux. »

Nous sommes convaincu que l'iodoforme, employé avec discernement, est appelé à rendre de grands services dans le pansement des plaies. Nous l'avons vu employé à l'hôpital Saint-Éloi sans le moindre accident : nous pouvons citer en particulier un malade, désarticulé de la cuisse pour un ostéosarcome du fémur, qui a fort bien supporté de grandes quantités d'iodoforme sur la vaste surface fournie par la plaie.

Une dernière objection a été faite aux pansements ouato-iodoformés comme à tous les pansements rares : c'est de ne pas permettre au chirurgien de voir ce qui se passe sous l'appareil et d'exposer ainsi le blessé à de graves désordres. La présence de l'iodoforme en excès sur la plaie est une première garantie, nous l'avons vu. Mais, de plus, l'examen de l'état fébrile pendant les jours qui suivent l'accident est un signe certain des modifications qui peuvent se passer dans les traumatismes : suivant que la température subit une élévation persistante ou se maintient à la normale, le chirurgien sait s'il doit refaire le pansement ou ne pas y toucher ; or nous avons vu, dans nos trois observations, que la fièvre a toujours fait complétement défaut. Les diverses objections peuvent donc être successivement éliminées.

CONCLUSIONS

Nous terminerons notre travail par quelques considérations générales qui nous serviront de conclusions.

Les graves dangers des fractures compliquées de plaies, ou fractures ouvertés, résultent surtout de la communication du foyer de la fracture avec l'air atmosphérique chargé de micro-organismes; l'indication capitale est donc de mettre obstacle par tous les moyens possibles à l'infection de la plaie, en empêchant l'arrivée des germes microbiens.

Tandis qu'avec les anciens pansements les accidents les plus fâcheux se développaient, obligeant souvent de sacrifier le membre pour sauver le blessé, actuellement, grâce aux pansements antiseptiques, les fractures ouvertes évoluent comme des fractures ordinaires et guérissent sans complication; parmi les plus usités, nous avons le pansement ouaté de Guérin, avec les modifications d'Ollier (de Lyon), et le pansement antiseptique de Lister. Chacun d'eux a donné des succès dans un grand nombre de cas, mais ils ne sont pas à l'abri de toute objection. Ainsi le pansement ouaté de Guérin ne peut toujours être appliqué avec toutes les rigueurs indiquées par l'auteur; des modifications ont été nécessaires. D'un autre côté, le pansement antiseptique de Lister est irritant, oblige à faire des pansements fréquents, qui font souffrir le malade, gênent la consolidation des fragments et exposent les blessés à des accidents à la moindre négligence dans son application.

Au contraire, le pansement à l'iodoforme que nous avons vu mettre en pratique à la clinique chirurgicale par M. le professeur Tédenat, avec toutes les précautions de la méthode antiseptique, est une heureuse combinaison des divers pansements connus et offre de sérieuses garanties, manifestes dans nos trois cas.

En présence d'un blessé, sur le champ de bataille ou dans la pratique civile, la première préoccupation du médecin doit être de mettre la plaie à l'abri du contact de l'air, de la rendre aseptique. Si l'on ne dispose pas d'un nombre d'aides suffisant, ni de toutes les pièces de pansement utiles, on fera un lavage complet de la plaie et du foyer dans les cas simples; dans les cas graves, on débridera pour réduire le fragment hernié, enlever des esquilles libres ou arrêter les hémorrhagies. A l'hôpital, où le chef de service a tout ce qu'il lui faut sous la main, on appliquera un traitement complet : anesthésie, débridements, ablation d'esquilles, résections, sutures et drainages, etc.

Enfin un appareil inamovible ouato-iodoformé complétera le pansement. L'iodoforme, source constante d'iode destinée à arrêter les germes de l'air, se conserve très-longtemps à la surface des plaies et permet des pansements rares.

Le pansement aseptique iodoformé est une méthode très-rationnelle de traitement des fractures ouvertes : c'est celui qui donne les meilleurs résultats.

Grâce à lui, le chirurgien sera toujours en droit d'espérer la conservation du membre; l'amputation ne sera désormais réservée que pour les cas où le délabrement des tissus est trop considérable, où des organes importants, tels que vaisseaux et nerfs, sont trop lésés pour qu'on puisse, sans crainte d'accidents redoutables, songer à la conservation.

INDEX BIBLIOGRAPHIQUE

Berger. — Obs. de fractures compliquées de plaies comminutives communiquant avec de grandes articulations, traitées par le pansement ouaté, *in* France médicale, 20 juillet 1878.

Bertaud. — Étude sur les fractures compliquées, et de leur traitement par l'occlusion collodionnée. Th. Paris, 1869, n° 110.

Buchman (Georges). — Cons. of Compound fracture treated antisepticably, *in* Glascow med. Jour., 1872.

Burns (Rob). — De la Chir. conservat. dans les fractures compliquées et comminutives, *in* Philadelphia medical Times, 6 juillet 1876.

Chassaignac. — Des Op. applicables aux fractures compliquées. Th. Concours Paris, 1850, n° 40.

Dewondt. — Obs. de fractures compliquées, etc., *in* Annales de la Société de méd. de Gand, juin 1858.

Guyot. — Des Accid. consécutifs aux fractures, *in* Archives génér. de méd., 2ᵉ série, t. X, p. 183, 1836.

Haime. — Dissert. sur les fract. comminut. des membres. Th. de Paris, 1816.

Lambert (Victor). — Du Collodion et de ses applications en méd. et en chir. Th. de Montp., juin 1850, n° 46.

Larrey. — Mémoire sur une nouvelle manière de réduire et de traiter les fractures des membres compliquées de plaie, *in* Journal complém. du Dict. des sciences méd., 1825, p. 195.

Legendre. — De la Valeur comparée des diff. méthodes de traitement des fractures. Th. Concours Paris, 1857.

Legroux. — Trait. des fract. compl. par la méth. de Lister. Th. Paris, 1878, n° 370.

Melllió. — Rech. sur le mode d'action du pans. ouaté. Th. Paris, 1877.

Mercier. — Consid. clin. sur quelques cas de fractures commin. Th. Paris, 1874, n° 397.

Méguier. — Consid. gén. sur les fract. et les luxations, 1824.

Mouton. — Du Trait. des fract. par pans. ouaté. Th. Paris, 1877.

Rousseau. — Etude sur le débrid. osseux dans fract. membres compliquées de plaies. Th. Paris, 1876.

Saury. — Trait. des fract. compliquées de plaies par l'occl., in la Emulacion, t. III, no 7.

Schuner. — Un Chapitre de chirurg. conservatrice. Nouvel appar. pour le trait. des fractures compliq. des membres infér. Bruxelles, 1874.

Legogne. — De l'Emploi de l'alcool dans pans. des fractures compliq. de plaies. Th. Paris, 1867.

Vétu. — Du Pr. des fract. compl. traitées par méth. antiseptique. Th. Paris, 1878, no 61.

Bérard, Denonvilliers et Gosselin. — Compendium de chirurgie pratique.

Largeau. — Du Pansement des fractures ouvertes. Th. Paris.

Tyndall. — Poussières et maladies. Les Germes atmosphériques et action sur les plaies, in Revue des cours scientifiques, 1870.

Labbé. — Du Pans. antiseptique. Revue critique, in Journ. thérap., 1874-75.

Ollier. — Pans. à l'ouate et occl. inamovible, in Acad. des sciences, 1875.

Bœckel. — Résultats du pans. à l'iodoforme pendant les années 1882-84, in Gazette méd. de Strasbourg.

Crookshank. — Notes sur les méthodes antiseptiques employées dans la pratique chirurgicale des hôpitaux fixes ou mobiles (campagne d'Egypte), in Lancet, 1882, vol. II, p. 615.

Jeanneret. — Applic. de la méth. antiseptique au trait. des fractures ouvertes. Thèse inaugurale, Genève, 1884.

Nicaise. — Clinique sur le traitement des fractures compliquées, in Semaine médicale, mai 1884.

www.ingramcontent.com/pod-product-compliance
Lightning Source LLC
Chambersburg PA
CBHW071352200326
41520CB00013B/3201